DE

L'UNITÉ SCIENTIFIQUE

EN MÉDECINE.

DE

L'UNITÉ SCIENTIFIQUE

EN MÉDECINE;

PAR ULYSSE CHEVALIER,

DOCTEUR EN MÉDECINE,

Chirurgien-Major du 9e régiment de cuirassiers, Membre des Sociétés médicales de Metz, Lyon, Nantes, Toulouse, Bruxelles, et de la Société d'histoire naturelle du département de la Moselle.

Quod, in contemplatione, instar causæ est;
Id in operatione, instar regulæ est.

BACON.

VERSAILLES,

DE L'IMPRIMERIE D'ÉR. KLEFER,
Place d'Armes, 17, Maison des Gondoles.

1842

REMARQUES PRÉLIMINAIRES.

Plus on avance dans l'étude des sciences et plus on parvient à rattacher les faits qui les constituent à un groupe de lois de moins en moins considérable. Chaque pas en avant que fait l'homme dans la connaissance de la vérité, le rapproche de cette *unité scientifique* qui doit être le but et le couronnement de ses travaux intellectuels.

La nature est une dans toutes ses manifestations, aussi bien dans le monde matériel que dans celui de l'intelligence. Les progrès d'une partie quelconque des connaissances humaines peuvent se mesurer sur le point où elle est arrivée dans la constatation de cette vérité.

Si l'on veut empêcher les sciences de tomber dans l'anarchie et la confusion, et rendre leur étude plus attrayante et plus fructueuse, il faut indispensablement qu'elles viennent se rattacher à un centre, à un principe primordial d'unité.

En effet, toutes les sciences, pour se constituer, s'efforcent à présent de découvrir un principe générateur capable de rendre compte de tous les phénomènes qu'embrasse chacune d'elles; toutes cherchent à posséder une formule générale, de laquelle on puisse déduire les diverses théories dont elles se composent.

La voie nouvelle, dans laquelle semble vouloir s'engager la médecine pour arriver, conformément à l'esprit nouveau des temps, à l'*unité* et à l'*harmonie*, à l'aide d'une synthèse systématique, prouve que, marchant comme elle l'a toujours fait, au pas des idées philosophiques dominantes, elle reconnaît la nécessité de l'application de ce principe fécond, qui, après tout, a l'immense avantage d'être le plus naturel et en tout conforme à la marche synthétique de l'esprit humain, et qu'elle sent enfin qu'une science n'est pas véritablement constituée, tant qu'elle ne possède que des éléments épars et divisés, que des théories et des doctrines exclusives, incomplètes et contradictoires.

Cette nouvelle tendance de la médecine, bien que manifestée jusqu'à présent seulement par quelques tentatives timides et isolées, est aussi évidente qu'elle était nécessaire. Tout concourt à faire croire que cet abandon de l'ornière de l'empirisme et de l'erreur pour entrer dans les voies de la vérité, produira des résultats d'une haute portée ; car si dans l'exposition des principes dont cette science se compose, on parvient un jour à ramener la théorie à un centre d'*unité scientifiqüe*, la divergence d'opinions, de résultats même entre les médecins les plus éminents, disparaîtront indubitablement, et les commençants n'auront plus à choisir entre tant de préceptes plus ou moins opposés, et ne seront plus dans l'inconcevable et pénible nécessité de se créer, peu à peu, avec leur propre expérience, une méthode et une thérapeutique pour ainsi dire personnelles.

Comme toutes les propriétés de tissus, toutes les fonctions organiques se rattachent à une force première de laquelle elles dépendent, qui fait qu'elles sont et qu'on a nommée *âme, nature, force vitale,* etc., de même tous les phénomènes vitaux humains, psycologiques, physiologiques et pathologiques doivent aboutir à une loi générale où ils puisent leur raison d'activité : loi générale et unique, car la science de l'homme, bien que complexe, est, comme la vie, une et multiple à la fois. L'unité est aussi nécessaire à la science qu'à la religion, qu'à la société. Sans une croyance unique et profonde, il n'est rien de bon, de stable en médecine comme en morale. Égaler en toutes choses le domaine de la science à celui de la foi est œuvre difficile sans doute, mais n'est peut-être pas impossible : il faut avancer avec prudence, avec persévérance et ne pas reculer devant les obstacles.

C'est dans la conviction que la médecine approchera d'autant plus de la perfection que les faits qui la constituent se grouperont plus étroitement et plus logiquement autour d'un principe d'unité scientifique, que l'auteur de cet *essai* vient aider, pour sa part et selon ses forces, à obtenir un résultat si désirable, en cherchant à constater qu'il est avantageux et possible de rattacher la grande famille humaine, les lois vitales et les diverses théories médicales, à cette unité mystérieuse qui est le secret de la science, non moins que de la vie.

DE

L'UNITÉ SCIENTIFIQUE

EN MÉDECINE.

I.

UNITÉ PRIMITIVE ET ORIGINELLE DE L'ESPÈCE HUMAINE.

L'HOMME est pour l'homme un sujet d'études inépuisable. La philosophie et l'histoire ont travaillé en tous sens cet immense sujet. Cependant la science de l'homme offre en histoire naturelle, un ordre de faits à approfondir, une lacune à combler : ce qui est relatif à l'organisation humaine, à la diversité de ce qu'on appelle *races,* n'a pas été étudié et exposé d'une manière complètement satisfaisante.

Les voyageurs, qui seuls pouvaient fournir beaucoup de matériaux précieux à cette partie essentielle de l'antropologie, sont, sur ce point, d'une stérilité regrettable, et d'autant plus incompréhensible, qu'elle contraste avec une prolixité proverbiale sur des sujets d'un intérêt plus ou moins secondaire. Dans les relations de voyages, à l'exception des plus récentes, on trouve bien la description détaillée, minutieuse souvent des plantes, des minéraux, des phénomènes météorologiques particuliers aux contrées lointaines ; mais de l'homme, sous le rapport scientifique, il n'en est pas en général autrement question que si c'était, dans l'étude de la nature, un objet d'une valeur secondaire, ou que s'il existait entre tous les peuples des caractères physiques et moraux tellement identiques et invariables, qu'il fût oiseux et superflu de s'y arrêter. Aussi faut-il peu s'étonner si, faute d'éléments indispensables, de notions exactes sur un sujet aussi capital, *Blumenbach* et *Cuvier*, se servant des données qui étaient à leur disposition, ont établi leur classification du genre humain, l'un sur les grandes divisions géographiques, et l'autre sur les langues et sur l'histoire, c'est-à-dire tous deux sur des bases artificielles, sans valeur positivement scientifique.

Les naturalistes sont loin d'être d'accord sur le nombre de races que l'on croit reconnaître dans l'espèce humaine : ce nombre va jusqu'à *quinze*, d'après M. *Bory-Saint-Vincent*. Se fondant sur le caractère tranché et influent de la peau, *Cuvier* reconnaît trois races : la *blanche, l'olivâtre* et la *noire; Buffon,* bien qu'admettant cinq variétés notables : *la caucasienne, la mongole, la malaie, la nègre* et *l'américaine,* voit seulement deux races, *la blanche* et *la noire;* enfin, *Blumenbach* ne reconnaît, dans l'homme, qu'une espèce, qu'un type unique, qui est la famille *caucasienne* ou *blanche,* dont toutes les autres ne sont que des altérations fortuites.

Cette opinion sur l'unité primitive et originelle de l'espèce humaine, est réelle et fondée. Elle a d'abord en sa faveur un degré de certitude que n'ont pas les autres propositions émises sur le même sujet, c'est d'être conforme à la plus ancienne et à la plus respectable des traditions, à *la Genèse,* qui dit que Dieu créa un seul homme, qui était mâle et femelle, que de ce premier homme sortit la première femme, et de ce premier couple toutes les familles humaines ; mais l'opinion de *Blumenbach* est fausse, en ne considérant les variétés de l'espèce humaine que comme des déviations de la race blanche; car, pour que cette filiation eût pu avoir lieu d'une manière ainsi rétrograde, et par conséquent anti-naturelle, il faudrait admettre que la race blanche, c'est-à-dire la plus élevée, est apparue sur la terre avant les autres : ce qui n'est pas : c'est, au contraire, la race la plus inférieure qui a précédé les autres races plus parfaites. La nature a pour règle de procéder du simple au composé, c'est-à-dire, de développer toujours ce qui existe. Les êtres qui peuplent la terre ont été le produit d'un enfantement progressif; après les grands mammifères sont nés le singe, ensuite le nègre; puis successivement les autres races humaines, de plus en plus supérieures, se rapportant toutes néanmoins à une unique souche : la multiplicité n'étant point inconciliable avec le type commun, comme le prouvent toutes ces races d'insectes, de coquillages, de plantes qui ont été certainement simples et uniques dans le principe.

Les espèces vivantes peuvent varier de nombre et d'organisation, mais elles doivent toujours, sous peine de mort, être en rapport avec le milieu qu'elles habitent. Il fut un temps où la terre offrait une constitution fort différente, puisqu'elle nourrissait des animaux et des plantes qui ont complètement disparu. Le règne organique a subi nécessairement des révolutions parallèles à celles qu'a éprouvé notre globe; de telle sorte que les plantes et les animaux qui existent aujourd'hui sont provenus, par une suite d'évolutions naturelles, des êtres organisés qui peuplaient le premier monde, chaque état de vie nouveau n'étant que la continuation en progrès de l'état auquel il succède. A chaque cataclysme, des mutations progressives ont eu lieu, des races nombreuses se sont éteintes et ont été remplacées par un ordre de créatures nouvelles, jusqu'à un certain point, mais plus en rapport avec le nouveau système cosmique; car il existe toujours un parallélisme complet entre le système astronomique et le système organique; en un mot, il y a toujours une harmonie parfaite dans le système universel. L'homme n'a pas assisté à ces terribles révolutions qui ont englouti les espèces monstrueuses que nous ne connaissons que par leurs restes fossiles entassés pêle-mêle dans ces grands ossuaires répandus sur plusieurs parties des anciens continents.

Il y a eu unité primitive et originelle dans l'espèce humaine. De cette unité se sont éloignées les nations, les races qui ont marché plus ou moins dirctement dans la voie d'amélioration, de progrès organique et intellectuel. Les races inférieures sont celles qui n'ont pas suivi cette marche ascendante ou qui en ont dévié. Il est incontestable que la race la plus élevée dans l'échelle humaine, celle dite *caucasienne*, n'est pas, il s'en faut, la plus ancienne sur la terre.

Les Indiens, les Chinois, dont les traditions remontent à des temps fort antérieurs à nos plus vieilles annales, occupent évidemment, dans l'échelle zoologique, un degré inférieur. Une race fort antique aussi, qui semble avoir disparu aujourd'hui, à moins qu'elle ne se soit perpétuée, comme on l'a avancé dernièrement, dans la race *cuivrée* américaine, est la race *jaune*, celle qui jadis occupa l'Égypte et construisit ces monuments gigantesques qui ont résisté aux efforts de quatre à cinq mille ans et aux dévastations d'une multitude de conquérants. Tous ces peuples égyptiens, indiens, chinois, les plus anciennement civilisés, croupissent maintenant dans une sorte de stagnation d'esprit et d'imperfection routinière : après certains progrès dans les arts et les sciences, ils sont restés stationnaires, comme si leur virtualité intellectuelle avait produit tout ce qu'elle pouvait enfanter. Ainsi, les Chinois sont au même point où ils étaient arrivés il y a plusieurs milliers d'années, comme les nègres d'Afrique sont encore aujourd'hui tels que les trouvèrent, il y a trente siècles, les premiers navigateurs phéniciens.

Quoi qu'il en soit, le genre humain se partage en diverses races qui se distinguent entr'elles par de nombreuses différences de couleur, d'organisation; différences permanentes, héréditaires, analogues à celles que l'histoire naturelle signale dans les classes inférieures du règne animal. Les populations blanches, cuivrées, noires, diffèrent autant par l'intelligence que par la couleur; par la nuance de la peau que par la conformation de la tête et la capacité du crâne.

La coloration de la peau tient évidemment à la race et ne dépend pas seulement de l'influence du climat : toutes les nations vivant sous la zône torride ne sont pas nègres : tous les nègres n'habitent pas entre les tropiques; enfin, près des pôles, les Lapons, les Samoïèdes, les Esquimaux, etc. sont bien plus bruns que les habitants de pays très-chauds; et, comme le fait remarquer M. *Virey*, les Kalmoucks, les Tartares restent hideux et basanés à côté des blanches Circassiennes et des belles Mingréliennes. La couleur tient donc essentiellement à la race. Cependant elle tient aussi en général au climat; car, du tropique aux pôles, elle change par teintes graduées depuis le noir le plus foncé jusqu'au blanc incarnat. La teinte la plus sombre appartient à la race la plus inférieure et la première par ordre de date : elle s'éclaircit progressivement dans les races plus élevées. En sorte qu'en admettant une seule origine pour l'espèce humaine, on doit dire que le premier homme vint au monde noir, et que, en conséquence, les variétés sont d'autant plus parfaites et moins anciennes qu'elles sont plus blanches.

Bien que la forme du crâne soit un caractère aussi scientifique que la couleur de la peau, cependant ce dernier caractère, étant plus facile à distinguer et à renfermer dans un petit nombre de divisions générales, a presque toujours servi de base aux classifications zoologiques du genre humain. Sous ce rapport, on pourrait, conformément à l'opinion de *Cuvier,* admettre trois races essentielles, distinctes par la couleur et une conformation extérieure assez tranchée : 1° la race *éthiopienne* ou noire; 2° la *mongole* ou olivâtre; 3° la *caucasienne* ou blanche, qui correspondent, selon la tradition biblique, aux trois fils de Noé, *Cham, Sem* et *Japhet.* Mais comme il semblerait, d'après ce que nous savons, du moins, que six mille ans ne suffisent pas pour altérer ou modifier profondément le type originel des races, et que celles-ci ne peuvent se transformer tant que durent les circonstances cosmiques qui ont favorisé leur apparition, on pourrait avancer que les diversités d'état des éléments et de la matière organique, ont produit les variétés que nous remarquons aujourd'hui dans le genre humain, et que, par conséquent, la création première et unique a subi autant de transformations progressives et de nouveaux points de départ indépendants, qu'il y a de races tranchées.

Cependant, bien qu'il soit vrai que les types sont invariables d'une manière absolue, qu'ils sont indépendants en général des influences locales, et qu'ils se reproduisent toujours les mêmes dans l'ordre naturel, comme le témoignent les momies d'hommes, de singes, de crocodiles, de chats, etc., rapportés d'Égypte, il n'est pas moins vrai aussi que l'homme a le pouvoir de modifier les races d'animaux et même de réaliser des types idéals répondant à nos divers besoins, comme cela s'est vu surtout en Angleterre.

Nous ne sommes pas créés pour notre seule espèce, encore moins pour notre individu. La nature, en terminant en nous la création, nous a chargés d'une mission conservatrice et régulatrice. Ministre et interprète de la nature, selon l'expression de *Pythagore* et de *Bacon*, l'homme est destiné à gérer le globe, à gouverner tous les êtres et à maintenir une sorte d'équilibre entre toutes les espèces. Jusqu'à un certain point créateur, les races domestiques, sous son pouvoir, se sont modifiées avantageusement. Elles ont en général plus de développement physique et plus d'intelligence. On remarque aussi que, par l'effet de la culture, le nombre des plantes s'est considérablement accru, que la grosseur des fleurs et des fruits a prodigieusement augmenté, et que le genre nombreux des hybrides s'est développé.

La race *caucasienne* ou de *Japhet* est la famille humaine qui a le plus progressé et qui tire de sa perfection organique le droit de servir de type à l'humanité, dont elle occupe le faîte. Partout où elle s'est trouvée en contact avec les autres races, elle a établi sa suprématie et ne l'a jamais perdue : elle est maîtresse aujourd'hui sur presque tous les points du globe. Le genre humain s'achemine, sous sa direction et par son impulsion, vers une vaste unité au sein de laquelle subsisteront néanmoins les variétés nationales. Les autres races ont une valeur d'autant plus grande que, par leurs caractères physiques, elles se rapprochent davantage de celle qui marche en tête.

La supériorité de la race caucasienne tient à l'excellence de son organisation, qui se transmet, par la génération, avec les dispositions acquises, ce qui explique les progrès indéfinis vers lesquels l'homme, d'après les desseins du Créateur, marche depuis son apparition sur la terre; aussi cette famille humaine, bien qu'elle se soit peut-être groupée primitivement dans telle contrée que son nom rappelle, par suite de quelques circonstances favorables, n'appartient point originairement, comme une plante ou un animal, à un lieu quelconque du globe; c'est, au contraire, la terre entière qui lui appartient par droit de supériorité organique et de suprématie intellectuelle, par son génie aventureux, ses instincts hardis et sa force d'expansion. C'est pourquoi elle conserve intacts ses caractères particuliers sous toutes les latitudes, qu'elle se plie mieux que tout autre aux changements d'habitudes et de climats, et que, malgré tant de causes de destruction, auxquelles elle se soumet avec courage, elle est encore celle qui jouit de la plus grande longévité, tandis que les autres races, n'étant point destinées à la domination universelle de la terre, sont bien moins indépendantes des influences atmosphériques et locales. Aussi redoutent-elles les lointains voyages, répugnent-elles aux changements de lieux et d'usages. Plus les peuples sont ignorants et simples, moins ils désirent visiter d'autres pays, et plus ils regrettent le leur, quelque misérable qu'il soit, au point de mourir de nostalgie quand ils s'en croient séparés pour toujours. Ils préfèrent, aux douceurs et aux devoirs de la civilisation, les dangers et l'insouciance d'un état d'ignorance et de barbarie : car les entraves sociales pèsent d'autant plus aux peuples et aux individus qu'il leur manque davantage de moralité et d'intelligence pour les supporter et en apprécier les bienfaits.

L'espèce humaine tend à la progression d'une manière certaine, sinon toujours appréciable à l'observation, parce qu'elle demande des successions de siècles. Sans doute il y a des temps d'arrêt, parce qu'il y a des obstacles, mais la direction est toujours la même. Elle avance vers cette perfectibilité par l'envahissement et la domination de la race blanche. Les migrations, les invasions, les conquêtes, conformes sans doute aux vues providentielles, favorisent plus efficacement ce résultat que des mélanges successifs ; car, malgré la prépondérance virtuelle de la nation conquérante, les races ont une tendance très-forte à revenir à leur type primitif, et d'ailleurs opposent toujours des antipathies à ces croisements, parce qu'un sentiment instinctif de conservation fait toujours naître chez les faibles une hostilité haineuse contre ceux qui peuvent les envahir ou les dominer. Aussi est-ce un trait caractéristique de la barbarie, de montrer, pour la conservation des individualités nationales, une force de résistance qui tient du merveilleux. Les sauvages s'isolent et s'éloignent tant qu'ils peuvent, car la civilisation leur est mortelle, comme on le voit en Amérique et dans les îles de l'Océanie, où le nombre des naturels décroit rapidement par suite de leur contact avec les Européens.

Une race inférieure ne peut s'élever à l'excellence d'une race supérieure, qu'après avoir passé par les limbes d'une série de générations nécessaires pour l'amener à recueillir, comme par héritage, les qualités d'un état organique plus avancé. De même que chez les anciens l'origine des affranchis était légalement oubliée à la quatrième génération, on a prétendu que quatre générations suffisaient pour reproduire les types purs d'une variété voisine à une autre; ce qui est inexact, parce que c'est absolu, car il faut nécessairement une série plus ou moins nombreuse de croisements toujours en rapport avec la distance qui sépare les races ou leurs variétés. Ainsi, le *métis*, né d'un blanc d'Europe et d'une Asiatique ou d'une Américaine, n'étant point aussi écarté de la race blanche, est moins foncé en couleur que le *mulâtre*; moins aussi de générations subséquentes sont nécessaires pour que ses descendants rentrent dans leur tige primitive avec tous les attributs.

Goëthe admet un type sur lequel tous les animaux sont modelés et dont les formes animales ne sont que des particularités; *Buffon* avait dit aussi qu'il reconnaissait, dans la série des animaux, un dessin primitif et général qu'on peut suivre très-loin, et sur lequel tout semble avoir été conçu : des notions élémentaires en anatomie comparée suffisent, en effet, pour faire remarquer que, quelle que soit la diversité infinie des êtres qui habitent notre planète, les animaux, particulièrement, sont tous construits et organisés d'après un plan primordial et typique de plus en plus compliqué, à mesure qu'ils s'élèvent davantage dans l'échelle zoologique. De telle sorte que les plus avancés représentent tous ceux qui sont au-dessous, après avoir passé eux-mêmes par tous les états intermédiaires et s'être trouvés d'abord, au moment de la fécondation, précisément au point de départ, au degré le plus inférieur de l'animalité.

Que les animaux soient arrivés au rang qu'ils occupent par suite d'une sorte d'évolution ou de transformations successives, ou qu'ils aient été créés avec les caractères organiques particuliers qui les distinguent, tous n'offrent pas moins l'empreinte irrécusable d'une commune origine : la diversité des formes n'excluant point un type unique. La nature a pour règle de passer d'une formation à une autre, par des transitions, et de laisser à chaque degré des traces de son passage : c'est ainsi que l'homme résume les trois règnes de la nature. Etant à la tête de la série, il est la synthèse de toutes les vies inférieures. Son évolution fœtale conserve des traces incontestables des êtres qui sont après lui, mais qui ont été créés avant lui ; il ne possède pas un seul organe, une seule fonction qui ne soit la représentation, à un degré plus élevé, des organes et des fonctions analogues des êtres qui lui sont hiérarchiquement inférieurs ; il présente même des parties rudimentaires, des vestiges d'organes qui n'étant pour lui d'aucune utilité, sont comme des ruines destinées à rappeler le plan primordial et l'évolution auxquels il a dû être soumis.

En résumé, la nature est une et n'admet point d'interruption dans la série de ses œuvres ; les progressions se font toujours par nuances ; des liaisons imperceptibles rattachent les différentes parties entr'elles. Toutes les créatures se lient étroitement et forment des séries non interrompues comme les maillons d'une chaîne immense qui, pour parler comme *Ch. Bonnet*, a pour premier terme l'atome et pour dernier terme le plus élevé des Chérubins. Le chaînon qui rattache le singe à l'homme n'est pas plus grand, au point de vue géologique, que celui qui unit le singe aux autres animaux. L'organisation physique du singe le rapproche incontestablement de l'espèce humaine. Frappés de cette ressemblance, les nègres et les insulaires de la Sonde et des Moluques sont persuadés que les Orangs et les Congos sont leurs ancêtres restés à l'état de nature. Les singes remplissent le grand intervalle qui sépare l'homme des animaux. Ils ont servi d'intermédiaire dans la succession chronologique; car il est reconnu aujourd'hui qu'ils ont existé sur la terre à une époque où le genre humain n'y avait pas encore paru.

Cependant l'espèce humaine n'est pas plus émanée des singes que l'homme ne s'est dégradé peu à peu pour descendre à la classe des brutes. Aussi est-ce avancer une supposition erronée que de dire, avec *Blumenbach* et d'autres naturalistes, que l'infériorité des nègres doit être attribuée à une prétendue dégénération que l'espèce humaine aurait subie en

Afrique par un excès de chaleur, par une nourriture grossière, etc.

Le singe se rapproche physiquement de l'homme, c'est indubitable ; mais c'est du nègre, et non de l'homme civilisé de l'Europe. L'homme blanc est supérieur non seulement à tous les êtres de la création, mais encore aux races inférieures de sa propre espèce, auxquelles il commande en vertu de sa supériorité morale, et sur lesquelles, en retour, il est chargé de déverser la connaissance de certaines vérités, à laquelle, sans lui, ces races n'arriveraient jamais : dans ce but légitime et avouable, il lui est permis d'exercer une sorte de tutelle, de patronage, qui doit être l'action bienfaisante des esprits éminents sur des esprits moins avancés. L'homme blanc ne devrait donc jamais oublier que ses frères d'une autre race, quoique dans un état de minorité intellectuelle, ne méritent pas moins ses sympathies ; et que surtout, membres de la grande famille humaine, ils ne doivent jamais être assimilés aux animaux domestiques; car c'est une injure faite à l'homme, que de les avilir, en les faisant rétrograder dans la hiérarchie animale. C'est aussi un crime contre Dieu, qui nous a délégué son autorité sur toutes les créatures, à la charge

2

de les traiter suivant leur condition respective, de les améliorer, de les faire participer, suivant leur rang, à notre état de perfection, et de les émanciper à mesure qu'ils deviennent capables d'entrer en société avec nous.

Enfin, il faut l'avouer aussi, il existe entre les variétés nationales elles-mêmes une différence, une inégalité d'intelligence et de moralité correspondant à la différence, à l'inégalité d'organisation qui les caractérisent. Telle est l'origine de l'inégalité naturelle des rangs que l'on a toujours remarquée dans les sociétés; inégalité que les races conquérantes ou nobles ont cru pouvoir conserver exclusivement en évitant les croisements, regardés comme des mésalliances; mais quel que soit l'avantage du point de départ, pour la nature, ne pas avancer, c'est reculer; aussi cet isolement, cet état stationnaire au milieu du progrès général, a-t-il eu, pour les castes nobles de tous les pays, des conséquences fatales.

En effet, malgré le soin ou plutôt à cause du soin qu'elles ont eu de conserver leur sang pur de tout mélange, en refusant de le retremper dans le peuple, d'où tout sort et où tout rentre, les grandes familles n'ont jamais pu perpétuer longtemps leur supériorité et leurs noms; leur décadence et leur extinction rapide est, au contraire, un fait des mieux prouvés par l'histoire et par la statistique.

En résumé, comme l'univers, malgré la multiplicité et la diversité infinies des parties qui le composent, forme un grand tout harmonique et solidaire ; de même que la nature présente une unité merveilleuse d'ensemble et de résultats, malgré la variété excessive de formes et de fonctions des êtres qu'elle anime, ainsi le genre humain, quoique divisé en races et en variétés nationales nombreuses et tranchées, ne forme réellement qu'une grande famille, ayant une unique origine, mais dont les membres sont réunis en des groupes distincts, qui, avec des facultés et des aptitudes diverses, accomplissent, dans l'ordre général, la destinée que la Providence leur a départie.

Bien qu'il n'y ait rien d'absolu dans ce monde, et que tels peuples n'aient pas le monopole de certaines qualités, à l'exclusion des autres peuples, il faut cependant reconnaître qu'il y a dans chacun d'eux un caractère dominant qui détermine son action particulière au sein de l'action collective de l'humanité, et qui constitue l'individualité nationale. Presque chaque peuple possède des aptitudes spéciales qui le distinguent de tout autre peuple et qui font sa supériorité lorsqu'un besoin général le rend nécessaire. D'où il résulte qu'à chaque époque, une influence générale se répand, qui modifie, à sa manière, le caractère particulier de chaque pays.

Toute nation nouvelle représente, à un degré plus élevé, celles qui l'ont précédée, parce qu'elle est plus apte que les vieilles sociétés à accomplir certaines vues providentielles. Il n'est pas jusqu'aux races inférieures elles-mêmes, qui, sans créer ni une idée ni une science nouvelle, peuvent avoir leur moment d'ascendant lorsqu'elles sont appelées, aux époques de transition, pour conserver et transmettre le dépôt de la civilisation.

Ce qui fait de la France la tête et le cœur des nations, ce qui la fait marcher la première entre toutes dans la voie du progrès intellectuel, et tenir le flambeau initiateur qui éclaire l'humanité, c'est que, avec l'admirable unité politique qui la régit, l'étroite centralisation qui la relie administrativement et intellectuellement, elle n'est pas peuplée par une race homogène : ses habitants appartiennent originairement à plusieurs races supérieures, qui, chacune, possède un caractère, des facultés, des aptitudes variés, mais de premier ordre. De telle sorte que la supériorité de notre pays, dans presque toutes les branches des connaissances humaines, est formée par le contingent de lumières que chaque individualité apporte au faisceau commun, qui, supérieur à tout autre, signale et éclaire, dans toutes les circonstances, les besoins généraux de l'espèce et les tendances de l'esprit humain.

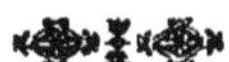

II.

UNITÉ VITALE.

Hippocrate a dit : Il y a beaucoup d'aliments; mais il n'y a qu'un aliment. De même il y a beaucoup de modes de vie, mais il n'y a qu'une vie. Tout vit, mais à des degrés et suivant des modes différents. La vie est une et multiple; une, pour tous les êtres créés; multiple, par ses manifestations infinies et variées.

En examinant l'ensemble de la terre et l'organisation particulière de chaque créature, on se convainc que la Providence a voulu, par de nombreuses et admirables précautions, que notre globe fût toujours couvert d'êtres animés. Le mouvement suppose l'animation, car il y a coexistence entre la matière et la vie. Tout s'enchaîne et se tient dans une dépendance naturelle et nécessaire : il y a une gradation non interrompue, une subordination hiérarchique entre tous les êtres qui concourent au but général, à l'unité du globe. Enfin, l'homme, point culminant de la création terrestre, chef et centre de la nature organique, est chargé de gouverner le système des êtres créés, en maintenant l'équilibre entr'eux.

La nature a pris les précautions les plus nombreuses et les plus efficaces, pour la propagation des espèces et la conservation des individus; aussi remarque-t-on que plus la destruction d'un être quelconque est facile et même peut-être nécessaire, plus aussi sa reproduction est prompte, plus sa fécondité est grande. Du côté de l'individu, même admirable prévoyance! Les parties, les organes qui ne dépendent pas de la nutrition du corps, ne sont pas indispensables à l'existence. L'organisation de tout être animé semble se résumer dans le système nutritif et absorbant. Les organes qui constituent ce système, ou qui en dépendent, sont ceux, en effet, qu'on rencontre le plus universellement dans les animaux : ils sont indépendants de la volonté et régis par un système nerveux spécial. Les organes appartenant aux fonctions de relation, ceux des mouvements volontaires, de la génération même, des sens enfin, peuvent isolément manquer, cesser les actes dont ils sont chargés, sans entraîner nécessairement de trop graves perturbations. Aucune des fonctions organiques internes ne peut être arrêtée, au contraire, même momentanément, ou du moins pendant un certain temps, sans que cette lésion occasionne nécessairement la désorganisation de l'être, quoique cependant chaque portion de ces parties, si intimement liées à la vie, peut être lésée sans que la mort en soit la conséquence immédiate et nécessaire, parce que la vie ne tient pas à une partie isolément, ne siége même pas exclusivement dans un organe spécial, mais se compose de l'ensemble des fonctions qui sont la condition et la manifestation de la vie. De même que si le *moi*, l'*esprit*, le *sensorium commune* a pour lien central le cerveau, il ne siége ni dans la glande pinéale, le corps calleux, le cervelet, les corps cannelés ou le liquide de ventricules, comme l'ont prétendu *Descartes*, *Lapeyronie*, *Drelincourt*, *Willis* et *Sœmmering*. Le *moi* ne réside dans aucune de ces parties isolément, mais toutes concourent à l'établir.

Sans doute la nature humaine, telle qu'elle existe dans la pensée du Créateur, est parfaite et complète; mais chaque homme ne peut contenir qu'une portion plus ou moins grande des perfections de l'espèce entière. Dans chaque homme, l'organisation est ébauchée, inachevée, incomplète relativement aux développements ultérieurs dont elle est susceptible. Ainsi donc, chaque homme étant relativement et isolement imparfait et incomplet, ne doit pas prendre pour guide de ses besoins, pas plus que de sa morale, l'impulsion de sa nature, parce que son organisme ne fonctionnant pas souvent au milieu de circonstances convenables, l'action régulière de la vie subit constamment des modifications plus ou moins marquées, plus ou moins nuisibles à l'économie; car la perfection dépend de l'unité et de l'harmonie des parties entr'elles, et de l'accord de ces parties avec les choses extérieures.

Bien qu'il soit exact de dire que fort souvent ce n'est pas l'homme, mais bien le milieu dans lequel il vit, qui est mauvais, qu'il a été créé gai, heureux, que c'est la société et ses injustices qui le rendent triste et malheureux, il est surtout vrai aussi que, d'après sa destinée, telle que les nations civilisées l'ont toujours comprise, si la moralité, le devoir, l'espoir d'une récompense et d'un bonheur dus à la vertu ne sont point de vaines momeries dont on doit se moquer, il est incontestable que l'homme a besoin d'être élevé, enseigné, secouru physiquement et moralement; qu'il faut lui apprendre ses vrais devoirs, l'éclairer sur ses vrais besoins, lui faire connaître ce qu'il doit rechercher ou fuir, ce qui lui est utile ou nuisible, enfin l'emploi qu'il doit faire, pour son avantage et celui de la communauté, des facultés dont il dispose; car il est aisé de juger combien la conduite de chacun, étant abandonnée au sentiment personnel, serait exposée à l'erreur et au dérèglement, et retarderait les progrès de l'humanité en rendant sans utilité l'expérience des générations passées.

La direction des autres fonctions, quoique moins nobles, parce qu'elles sont plus personnelles, mériterait cependant aussi notre sollicitude. Ces fonctions auraient sans doute occupé davantage l'attention des philosophes et des hommes d'état, si les conséquences de leur emploi subversif ne se bornaient pas ordinairement à l'individu chez qui elles ont lieu, et ne blessaient nullement, du moins d'une manière immédiate, ceux qui l'entourent. En effet, autant dans l'état actuel de la société nous sommes réciproquement solidaires des égarements de la raison, des vices de l'esprit et des actes qui en dérivent, autant nous le sommes peu des dérangements des fonctions de l'économie. Ainsi, d'après les lois qui nous régissent, chacun est libre de disposer de sa personne, même d'une manière nuisible et immorale, pourvu qu'il ne blesse pas directement les intérêts d'autrui. Puis, qu'un individu tourne ses défauts en agréments, prête à ses passions un peu de vernis, à ses vices quelques ornements, il sera charmant ; qu'il consente à être dupe, il sera parfait. Aussi la prostitution vénale, la mendicité, l'abandon des enfants, l'intempérance, l'incurie du vestiaire et des soins hygiéniques, l'imprévoyance du lendemain sont, comme l'a signalé M. *J. Lechevalier*, les misères et les vices endémiques du peuple dans les états européens. Misères et vices tolérés, parce qu'ils dépendent légitimement de la soi-disant liberté individuelle, qui n'est que la liberté de tomber dans la misère et l'infamie. Comme si une vie réglée, hiérarchisée, disciplinée, entourée de soins moraux et physiques n'était pas plus conforme à la dignité de l'homme et du citoyen.

Définir la médecine l'art de guérir, c'est une présomption malheureusement contestable; dire que c'est l'art de conserver la santé et de traiter les maladies, c'est donner de cette science une idée incomplète; car la borner à l'histoire de l'homme malade, c'est une triste mutilation à laquelle les médecins ont eu trop longtemps la faiblesse de souscrire. En faisant, au contraire, de la médecine la science de l'homme, sans la détourner pour cela de son but essentiel, on lui donne un rang plus élevé, un champ plus vaste et plus noble, on la rend moins sujette à ces luttes mesquines, à ces révolutions fréquentes qui attristent les médecins et déconsidèrent l'art. Réduite à l'étude des fonctions et des maladies, elle serait sans doute encore aussi étendue qu'importante. Mais si elle était isolée des autres parties de l'antropologie, si on négligeait d'en déduire les corollaires aux sociétés, elle perdrait certainement la plus grande partie de l'intérêt qu'elle doit inspirer et diminuerait de beaucoup les services qu'elle peut rendre. Bornée en définitive à la thérapeutique, quelle que soit l'importance de cette branche, la médecine, ainsi rapétissée, n'aurait jamais eu la grande part qu'elle peut revendiquer parmi les découvertes qui ont avancé la civilisation. Scinder la science, diviser et morceller l'art, c'est s'exposer à ne juger que des faits isolés, à donner de l'importance à des choses secondaires et variables, à établir des propositions étroites et fausses, faute de se placer à un point de vue assez élevé pour embrasser l'ensemble des éléments de la science.

Et même en n'envisageant que les deux

grandes divisions qui se partagent l'antropologie, dont l'une, la médecine, s'occupe de l'homme physique, et l'autre, la philosophie psychologique, étudie l'homme moral, ne voit-on pas qu'il règne dans ces études séparées d'un même sujet, d'un *tout* d'une seule pièce, selon *Jacobi*, une incertitude de croyances et une instabilité de systèmes qui tiennent évidemment à un manque d'unité ?

En effet, pourquoi séparer le moral du physique, la cause de l'effet, fendre et déchirer la science de l'homme ? Pourquoi se borner d'un côté à l'étude de l'organisation, et de l'autre à l'examen de l'intelligence, et soustraire ainsi la connaissance de certains principes capables de conduire à la solution de difficiles problêmes, en n'envisageant pas les phénomènes humains dans leur généralité et leur unité ?

De ce que les philosophes et les médecins ont souvent dépassé les vraies limites de la science et de la vérité par des excursions téméraires, par des discussions vaines ou ridicules, toutes plus ou moins opposées, au point qu'on serait quelquefois tenté de se demander si l'homme a toujours fondamentalement la même constitution, il ne devrait pas s'ensuivre la séparation illogique et funeste de la médecine d'avec la vraie philosophie, dont elle est la compagne inséparable.

Hippocrate, qui transporta, comme il le dit lui-même, la philosophie dans la médecine et la médecine dans la philosophie, les a cultivées conjointement, après les avoir dépouillées des futilités et des impuretés qu'elles devaient à des siècles d'ignorance. Cet homme célèbre a-t-il nui à l'une ou à l'autre de ces sciences? En les rapprochant, en les alliant intimement, ne leur a-t-il pas donné un éclat et une valeur qu'elles n'avaient jamais eus isolément?

L'union de la médecine à la philosophie naturelle et morale, mais non à cette philosophie verbeuse et vaine des écoles. qui, depuis deux mille ans, ressasse les mêmes arguties, et qui, après deux mille ans de disputes, ne nous a rien appris; cette union, loin de nuire à la science médicale, ne peut que l'élever, l'agrandir, l'ennoblir (ιατρος φιλοσοφος ισοθεος, a dit *Hippocrate*). Si l'on voulait retrancher de la médecine cette partie si importante et si négligée, on la priverait de ce qu'elle a de plus attrayant et de ce qui pourrait être le plus fécond en résultats utiles. La vraie médecine ne se sépare pas, en théorie et en pratique, de la philosophie naturelle.

En effet, d'un côté, cette science, par une conséquence naturelle de son voisinage et de sa parenté, a toujours été plus ou moins modifiée par les systèmes de philosophie qui prédominèrent dans les écoles. *Pythagore*, *Platon*, *Aristote*, *Descartes*, *Gœthe*, etc., ne s'occupèrent de médecine qu'à titre de philosophes. D'un autre côté, le médecin, par la nature et le but de ses études, est éminemment apte à cultiver la philosophie et en tirer les plus grands avantages. Il peut enfin, dans la pratique de cette science, apporter, comme l'a fait *Locke*, des connaissances très-utiles. Puis, la philosophie rend le médecin plus influent, pour faire accepter ses conseils ; car l'appareil de la science et les démonstrations exactes, qui ne s'adressent qu'à des auditeurs d'élite, touchent peu le vulgaire. Ainsi *Plutarque*, *J.-J. Rousseau*, *Richerand*, *Cabanis*, *Roussel*, *Alibert*, etc., avec des arguments et des raisonnements moins rigoureux, mais avec des comparaisons frappantes et un beau style, ont orné et fait aimer les préceptes de l'art.

Le médecin doit s'occuper sinon des hommes en général, du moins de l'homme tout entier. Le corps, les parties matérielles organiques ne doivent pas borner ses préoccupations. Laissant à la métaphysique et à la psychologie, le soin de sonder la nature immatérielle et immortelle de l'intelligence qui nous régit et nous éclaire, il doit être apte cependant à devenir juge et régulateur, dans quelques cas, de la raison humaine. Il lui appartient de s'óccuper des effets de l'état organique sur l'intelligence, et de l'influence de l'esprit sur le corps ; car l'office du médecin, de l'aveu de *Platon*, s'étend également à purifier l'âme et le corps.

Mais si le médecin doit s'abstenir de cette science vague, élastique et creuse qu'on appelle *métaphysique scholastique*, qui par parenthèse, nous a plus emprunté qu'elle ne nous a donné, il doit aimer et pratiquer la vraie philosophie. Ses études doivent embrasser largement et complètement le noble et difficile objet qu'il s'est proposé. Il ne doit volontairement en rien retrancher. La médiocrité et la paresse le mutileront assez, n'en retrancheront que trop les parties prétendues accessoires. Nul doute cependant que, dans l'exercice le plus restreint de la médecine pratique, dans ce qu'on peut appeler *le métier*, on ne puisse souvent se passer d'une instruction étendue et de connaissances élevées, et même que, ordinairement, une étroite spécialité ne soit avantageuse pour l'observation des faits présents et la mise en pratique de certaines règles admises, quoiqu'en résultat définitif les tableaux publiés par les partisans de l'école du *numérisme* nous aient dévoilé que tous les avantages ne sont pas, sous le rapport pratique, exclusivement du côté des plus habiles séméïologistes ; car, entre constater ou établir le siége souvent illusoire d'une maladie, et guérir cette maladie, il y a, hélas! un abîme que toutes les ressources de la thérapeutique, aidées des généralités gratuites et d'une application extrêmement difficile de la séméïotique, ne parviennent pas trop souvent à combler.

Les forces susceptibles de provoquer des actions physiques et chimiques, ne pouvant suffire pour développer les phénomènes de la vie, il a fallu reconnaître une cause vitale particulière. De là, la question de savoir si notre corps obéit au jeu automatique d'une machine, dont les tissus sont les éléments, et les organes les rouages, et n'est soumis, comme tous les autres êtres, qu'aux lois générales de la matière, ou si l'homme est régi par un pouvoir spirituel, immatériel, ayant pour attribut l'intelligence, la sagesse, la prévoyance? Or, quelle puissance pourrait-ce être, sinon l'*âme* ; cette seule et véritable unité qui subsiste et dure en nous, à travers tous les changements de la vie; ce centre indivisible, ce principe divin qui gouverne toutes nos fonctions, en santé comme en maladie, par des actes conservateurs et de si habiles directions, et qui surtout nous a placés si fort au-dessus de tous les êtres vivants?

Il est moins indifférent au médecin qu'à tout autre homme, d'admettre l'une ou l'autre de ces croyances; car si elles sont d'un haut intérêt pour l'homme moral, elles ont une importance non moins grande dans le traitement des maladies. Aussi doit-on s'étonner et s'affliger de la réputation fâcheuse de scepticisme, pour ne pas dire plus, qui est faite d'avance aux médecins, sur ce sujet, par les gens du monde.

On ne sait vraiment sur quel fondement raisonnable repose cette imputation calomnieuse d'irréligion et d'athéisme, à moins que l'anatomie, étant muette sur le siége de l'âme, comme l'avoue *Haller*, on croie devoir conclure que ceux qui la cultivent sont inévitablement conduits à ne voir dans l'homme que des causes physiques, qu'une organisation matérielle; mais cette supposition n'a aucune valeur ni aucune base, parce que loin de là, l'anatomie, en faisant connaître la merveilleuse organisation du plus élevé des êtres, en révelant aux plus aveugles la prévoyance et la toute-puissance d'un Dieu créateur d'une œuvre aussi sublime, il est impossible de ne pas élever des yeux pénétrés vers l'auteur de toutes choses.

Dès lors l'influence qu'on suppose produire, chez les médecins, des croyances matérialistes, proviendrait donc ou de la profession elle-même, ou de la manière dont elle est enseignée? ce qui est une absurdité et une calomnie que tout dément, car nulle science n'est plus propre que la médecine, par son objet et par son but, à donner des pensées religieuses; nulle science aussi n'en a plus besoin pour être dignement pratiquée (*sine Deo et religione nullus medicus queat.*)

En effet, l'étude de la médecine est dégoûtante, longue, pénible; l'exercice de cet art exige tant d'abnégation, est tellement accompagné de désagréments et d'injustices, qu'on ne comprend pas sur quoi pourrait s'appuyer un médecin, qui, dans la pratique de ses difficiles devoirs, ne serait pas soutenu par des principes religieux? Est-ce enfin dans l'enseignement de la science qu'on prétend trouver la preuve de l'étrange accusation que nous réfutons? Si depuis la déplorable séparation de la philosophie et de la médecine, celle-ci s'est bornée à envisager trop exclusivement l'homme physique, en laissant à d'autres sciences la tâche de traiter de la partie immatérielle de notre être, ce silence, sur un sujet qu'elle ne croit pas de son domaine, ne préjuge rien. Quelle que soit l'opinion que l'on porte sur cette division de la science de l'homme en deux parties, on ne peut en faire la base d'une accusation d'athéisme, puisqu'elle date d'une époque où la médecine, proprement dite, était pratiquée par des religieux, des évêques et autres dignitaires de l'église; et puis, de ce que les médecins ne font pas de la théologie, ils ne sont pas hérétiques pour cela; les physiologistes s'occupent de science et non de religion : ils peuvent être raisonneurs sans être athées; car, entre la raison et la foi, il peut y avoir séparation et non opposition. La raison, comme la révélation, vient de Dieu, et les opposer l'une à l'autre, dit *Leibnitz*, c'est faire combattre Dieu contre Dieu. Enfin, dans quelle faculté, dans quel cours a-t-on professé des principes anti-religieux et matérialistes? Dans quels livres de cette science a-t-on vu nier l'existence de Dieu et l'immortalité de l'âme? Les erreurs d'*Arnaud de Villeneuve*, de *Servet*, de *Lamétrie*, etc., n'ont jamais appartenu à la science, ni été érigées en préceptes : elles n'ont jamais été partagées par la masse des médecins, qui comptent, au contraire, parmi eux, des hommes qui ont constamment fait profession de leur respect pour la religion, et l'ont prouvé par la pureté de leurs mœurs et leurs œuvres bienfaisantes.

Le médecin, qui a peu de juges compétents, doit se contenter de jouissances dont les motifs soient plus que terrestres, s'il ne veut pas arriver à l'insensibilité et à l'égoïsme. Favorablement placé par l'étude et la pratique de son art pour connaître les hommes et apprécier la triste réalité de bien des choses ; forcément initié à bien des secrets qui ne font pas toujours connaître l'humanité sous un beau côté, et exposé surtout, plus que dans tout autre profession, à la plus rude des épreuves, à l'ingratitude des personnes à qui il a été utile, il lui faut un sentiment plus solide, plus élevé que celui qui suffit dans les relations ordinaires entre hommes, pour ne pas se laisser aller au ressentiment, et pour, malgré tant de causes de découragement, continuer à remplir avec le même zèle ses pénibles devoirs. Terminons en disant, qu'une profession dont le résumé consiste, pour le plus grand nombre, comme le fait observer M. *Ré-*

veillé-Parize « à calmer des douleurs, à étan-
» cher du sang et des larmes, à faire le bien
» et mourir obscur » ; que cette profession nécessite la présence continuelle d'une foi vive, dans laquelle le médecin trouve courage et récompense, et une consolation aux doutes de la science et aux peines de la vie.

Au milieu des discussions pointilleuses, des spéculations sans avenir, qui ont si longtemps et si inutilement retenti dans le monde médical, la plus ancienne question, la première, par sa valeur, et qui, cependant, n'a pas arrêté, comme elle le méritait, l'attention des médecins modernes, ceux-ci s'étant abstenus, sans doute volontairement, après avoir accepté, bien à tort, l'arrêt d'incompétence rendu contre eux par les idéologues, pour tout ce qui concerne les facultés intellectuelles et leur cause divine, cette haute question, disons-nous, est celle qui se rattache à l'être immatériel, que, malgré des préoccupations trop exclusivement médicales, les nosologistes ont qualifié d'*âme*, de *nature*, d'*archée*, de *principe vital*, etc., puissance à laquelle *Hippocrate, Aristote, Gallien, Sydenham, Stalh,* etc., ont attribué les mouvements conservateurs sous le nom de *force médicatrice*. De cette opinion ou de l'opinion opposée, sous le point de vue purement médical, dépend toute une règle de conduite. Il y a la plus complète opposition entre voir la fièvre comme un combat contre le mal, ou l'appeler un effort du mal (bien que cette distinction paraisse futile au premier abord), entre reconnaître dans la maladie un effort prévoyant, habile, tendant, par différents moyens, à la santé, un développement des facultés vitales contre une cause de destruction, et regarder une maladie comme un ensemble de mouvements téméraires, désordonnés de l'organisation.

En effet, point de principes médicaux plus opposés en thérapeutique, puisque la première opinion consiste d'abord dans une sage expectation, qui n'est pas une méditation sur sa mort, quoiqu'en aie dit *Asclépiade*, puis aussi dans des secours prudents, propres à seconder la nature et à favoriser ses efforts salutaires, tandis que l'autre doctrine prescrit d'agir contre des mouvements naturels par des moyens actifs et perturbateurs. Il est aussi vrai qu'important de regarder un phénomène pathologique comme une fonction ayant un but déterminé, qui n'est pas sans cause, sans signification; qui est, au contraire, susceptible d'une interprétation rationnelle conduisant à une prophylaxie et à une thérapeutique.

L'adoption de l'une ou l'autre de ces croyances, doit avoir, dans l'étude et le traitement des maladies, non moins que dans l'étude de toutes les facultés et fonctions de l'homme, une influence et des conséquences d'une haute portée. Sans entrer ici dans un examen et des recherches très-longues, toujours difficiles, sur un sujet aussi ardu, il suffit à chacun de rassembler le résultat de ses observations, d'écouter la voix, le sentiment intime, pour acquérir la conviction que le même agent spécial, que la même puissance supérieure qui éclaire et régit l'homme en santé, n'abdique pas sa sagesse et sa prévoyance dans l'état de maladie : la force vitale est une; elle change de nom, il est vrai, mais elle ne change pas de but; seulement les moyens dont elle se sert sont différents, par la raison qu'elle agit dans des circonstances différentes.

Et même, à défaut d'autre preuve, ne faudrait-il pas adopter le système qui convient le mieux à la dignité de l'homme, qui ennoblit son espèce, qui l'élève à la connaissance de Dieu? La crainte d'adopter, pour cause première de la vie, un mot abstrait, ne doit pas retenir le médecin philosophe. La vie, dans son essence, ne peut être définie, prouvée : elle doit être représentée par un mot équivalent, comme ceux d'*immensité*, d'*éternité*, d'*immortalité*, que chacun comprend, mais dont personne n'a donné une solution satisfaisante. A l'aide d'une théorie spiritualiste, on pourra rendre raison des phénomènes de la vie, on pourra expliquer même ceux qui ne se prêtent pas à une démonstration rigoureuse. Toute théorie, basée sur des faits matériels, sur ce que témoignent les sens, sera toujours étroite, incomplète, parce qu'elle rencontrera toujours une foule de faits qui lui résisteront ou qui la contrediront.

Non, la maladie n'est pas la perturbation, le détraquement d'une machine qui appelle, pour reprendre ses fonctions, la main artiste du médecin. Autant le corps vivant est au-dessus de la machine la plus compliquée et la plus ingénieuse, autant le médecin, dans cette comparaison, serait un impuissant ouvrier. La nature vivante ne commet pas d'erreur : elle ne se fourvoie pas d'une manière absolue ; car ce serait calomnier les sages lois de l'ordonnateur de toutes choses. Seulement la vie ne s'exerce que dans la sphère et les conditions, qui la constituent : elle ne peut agir qu'avec les forces et les matériaux dont elle dispose. Les effets qu'elle produit sont nécessairement en rapport avec le nombre et l'état des instruments qui servent à sa manifestation. En un mot, dans des circonstances données, elle produira toujours les résultats les meilleurs possibles, en agissant constamment et invariablement dans le cercle de ses moyens de puissance, et celui des lois vitales : enfin, en résumé, dans l'état de maladie comme dans l'état de santé, toutes les parties du système agissent de concert ; elles *concourent,* elles *consentent,* elles *conspirent* au même but, suivant l'expression d'*Hippocrate.*

III.

UNITÉ SYSTÉMATIQUE.

Les philosophes, dans l'étude de la nature, ont cherché à rattacher à une cause unique, l'ordre merveilleux qui règne dans tous les êtres et les lois qui les régissent. Mais ils ont regardé tantôt comme principes des causes secondaires, tantôt comme éléments, des substances composées ou sans valeur majeure dans l'ordre universel. La plupart de ces hypothèses, sur des vérités partielles, n'ont conduit, dans une application un peu générale, qu'à des erreurs plus ou moins séduisantes, mais faciles à démontrer, et laissant après un moment de vogue, pour les uns, le désir de les remplacer par des conjectures non moins hasardées elles-mêmes, et pour quelques autres, la triste certitude que, malgré les travaux innombrables, les recherches avides des savants de tous les siècles et de tous les pays, le Créateur a voulu dérober à l'homme le secret de l'essence des choses, et lui laisser seulement la faculté de connaître les lois secondaires qui régissent notre globe et les êtres qui l'habitent, afin que l'esprit humain, ne pouvant pénétrer le mystère de la création, fût forcé, dans son impuissance et son admiration, de reporter tout son hommage vers celui qui seul en a le secret.

Mais quelles que soient et la vanité peu fondée de tous les systèmes, et l'erreur hypothétique sur laquelle chacun d'eux repose, il ne faudrait pas croire pour cela qu'il n'y a dans l'ensemble des connaissances humaines, que des suppositions fausses et des explications gratuites. Le plus ordinairement, un système scientifique, quelle que soit, au reste, la prétention de son auteur, n'est qu'une manière commode de recueillir, de classer et d'expliquer les faits, système représenté par une formule de convention, qui est la *théorie*, et le mot qui la renferme, qui est l'*hypothèse*.

Ce que les philosophes naturalistes ont tenté pour l'ensemble de la création, les médecins se sont en tout temps efforcés de le faire pour l'homme en particulier, en créant des théories plus ou moins générales, s'appliquant tantôt à la méthode d'enseignement, au procédé scientifique, comme le *dogmatisme* d'*Hippocrate*, le *méthodisme* de *Thémisson;* tantôt à la cause première, au principe de la vie, tels que le *Pneuma* d'*Athénée*, l'*Archée* de *Van Helmont*, l'*Ame* de *Stalh*, la *Force vitale* de *Bichat*; d'autres fois à la cause éloignée, aux choses conditionnelles de l'être humain, comme le *Vitalisme*, l'*Humorisme* et le *Solidisme*; ou bien aux attributs de la vie, aux propriétés de tissus, tels que l'*Excitabilité* de *Haller*, l'*Irritation* de *Broussais*, ou bien encore aux fonctions naturelles des corps, comme la *Chimiâtrie* de *Paracelse*, la *Mécanique* de *Borelli*, l'*Electro-Vitalisme* de *Fodéra*; tantôt enfin à l'influence des puissances supérieures, aux *astres*, aux *sympathies*, aux *émanations*, etc. etc.

On prévoit d'avance que ces doctrines, théories, hypothèses ne restèrent pas isolées; que chacune d'elles ne régna pas autocratiquement, pour mourir ensuite tout entière, mais bien qu'elles furent mises à contribution pour composer, combinées ensemble, d'autres systèmes mixtes, dont le nombre affligeant a été, pour la médecine, un obstacle à ses progrès et une cause de déconsidération pour l'art.

Le nombre de ces théories provient sans doute de la multitude et de la variété des phénomènes normaux et anormaux de la vie, et surtout de la difficulté de les expliquer. Les lois de l'organisme sont en effet toujours variables, inconstantes dans leur intensité et dans leur durée, parce qu'elles s'appliquent à des corps changeants, instables dans les proportions de leurs éléments; parce qu'à chaque instant, sous l'influence de mille modificateurs, il s'opère chez l'homme des changements souvent imperceptibles, qu'on ne parvient à distinguer que lorsqu'ils sont groupés en certain nombre ou répandus sur une masse assez considérable d'individus.

Les mauvais effets produits par ces trop nombreuses théories sont nés de ce que les chefs d'école et leurs disciples ont attaché une idée exclusive à des ordres de faits secondaires, et une importance exagérée à une conception hypothétique, à une simple formule reposant sur un petit nombre d'idées générales, prenant ainsi les jalons de l'étude pour les colonnes d'Hercule de la science : conviction profonde, croyance naïve en des articles de foi, qui avait cela de bon de vivifier les faits en les rattachant à des lois, mais qui avait aussi pour résultat final de ralentir les progrès, en détournant les esprits du vaste et inépuisable champ de l'observation où l'on croyait que tout avait été cueilli en maturité. Cependant ne blâmons pas légèrement ces nombreuses tentatives, à l'aide desquelles de nobles esprits ont essayé de constituer, par l'étude, une science dont les faits leur échappaient. Sachons comprendre ces illusions de l'intelligence et ces profonds désirs. Ne soyons enfin ni assez aveugles ni assez injustes pour ne pas reconnaître, que la plupart des systèmes médicaux, qui, tombés plus ou moins dans l'oubli, semblent maintenant autant de preuves de l'incertitude de notre art, n'ont pas moins rendu de réels services dans leur temps, parce que, opposés en apparence, mais reposant tous en général sur diverses bases fondamentales, aucun n'a pu jouir d'une vogue, même passagère, sans s'être appuyé sur un certain nombre de principes vrais, évidents, et sans avoir satisfait, plus ou moins complètement, aux exigences de l'époque où il a paru. De ce qu'une théorie parfaite n'a jamais existé en médecine, il n'en faudrait pas conclure cependant que les connaissances distinctes dont l'ensemble compose cette science sont conjecturales; que celle-ci est hétérogène, et que les différentes doctrines qui se sont succédé, depuis *Hippocrate* jusqu'à nous, et celles qui divisent les médecins contemporains, témoignent de son incertitude. Il ne faut pas oublier que l'impossibilité de baser la médecine sur une théorie définitive, n'a permis jusqu'à présent d'établir les doctrines médicales, que sur des principes secondaires plus ou moins importants, mais cependant subordonnés et par conséquent susceptibles, sans changer pour cela de nature, d'être modifiés selon les climats, selon les hommes et selon tout ce qui agit sur l'homme. En comparant les doctrines entre elles, en appréciant les circonstances médicales au milieu desquelles elles ont surgi, il est facile de se rendre compte de leur existence et de leur empire. Tantôt elles ont été le résultat de maladies particulières, appartenant à une constitution médicale dominante pendant un certain temps, tantôt l'effet de l'état physiologique d'un peuple, soit que cet état provînt de l'influence du climat et du tempérament, soit qu'il fût la conséquence de circonstances sociales, etc.

Ainsi, il ne faut donc pas s'étonner de la pluralité ni même de la multitude des systèmes en médecine. Puisque tous sont formés, au reste, d'éléments vrais et légitimes, et témoignent en définitive des efforts que les médecins de toutes les époques ont faits pour arriver à la vérité. Tous ces systèmes et toutes ces doctrines, chez les différents peuples, sont évidemment basés sur des principes fournis par la pratique. Ainsi on a vu la médecine *tonique* de *Brown*, prendre naissance en Écosse, la méthode *évacuante* en Allemagne, l'*anti-phlogistique* en Italie. D'autres systèmes sont nés des maladies régnantes : l'*humorisme* florit et domina sans contestation pendant le moyen âge, au temps où les affections herpétiques étaient généralement répandues. Enfin, les mœurs efféminées et licencieuses du dix-huitième siècle, les commotions violentes, les privations et les dangers si fréquents pendant les jours orageux de la révolution, la vie agitée et triomphante de l'époque impériale, le calme apparent, les ardeurs contenues de la période de la restauration, ont provoqué successivement un état physiologique et des maladies, qui ont donné lieu à des systèmes médicaux aussi différents que l'étaient les modificateurs qu'ils représentaient et qu'ils étaient censé expliquer.

Il est incontestable que chacune des théories médicales, parmi les principales, renferme une somme de vérités d'autant plus grande, qu'elle est plus large et plus logique ; que chacune n'est fausse que parce qu'elle est exclusive des vérités mères, sur lesquelles les autres s'appuient. Le meilleur système médical serait donc celui qui, renfermant combinés des éléments divers, concourant tous à un centre commun, loin de détruire les systèmes précédents, les accepterait, au contraire, et ne rejeterait que leurs tendances exclusives et mensongères, son caractère étant de répondre à toutes les exigences.

Malgré le scepticisme et l'anarchie de l'époque actuelle, où toute foi en l'autorité est éteinte, on reconnaît néanmoins, on proclame chaque jour la nécessité indispensable d'associer l'expérience, qui nous fait connaître les phénomènes et l'induction qui en obtient les lois : de réunir la pratique à la théorie.

La médecine ne manque pas plus de talents jeunes et originaux, d'intelligences que rien n'arrête ou n'intimide, que d'éléments précieux; mais ce qui lui manque, chacun le sait et le déplore, c'est une théorie qui ait une valeur assez étendue, une portée assez générale pour rallier toutes les opinions et embrasser tous les faits, en leur conservant leur véritable valeur. Une théorie claire, complète et sûre, qui repose sur des faits généraux, susceptibles d'être reconnus de tous, sur des faits qu'elle connaît également et met d'accord. Il faut que de cette théorie on puisse descendre aux faits par l'analyse et de ceux-ci arriver à la première par la synthèse, et qu'enfin, dans l'ensemble, il y ait enchaînement et filiation, car toute conception qui s'écarte de ces exigences, n'est qu'une hypothèse affirmée gratuitement, qu'on peut nier avec le même droit qu'on l'affirme.

La crainte d'établir une théorie sur une hypothèse, c'est-à-dire sur un principe dont la nature nous est inconnue, ne doit pas plus effrayer les médecins qu'elle n'a arrêté les physiciens, les chimistes, les mathématiciens. L'*affinité*, l'*attraction*, la *gravitation* sont des idées aussi abstraites que celles d'*âme*, de *principe vital*, de *force médicatrice*, et elles n'ont pas moins été d'un grand secours aux sciences physiques. Aussi croyons-nous qu'on peut appliquer à la médecine les paroles suivantes de *Newton* : « On rend un grand service aux sciences, » lorsqu'en supposant un petit nombre de » principes ou de causes d'action, dût-on ne » jamais connaître la nature de ces causes, » on parvient ainsi à expliquer un grand nom- » bre de phénomènes naturels. »

Mais tout en reconnaissant cette nécessité, comment trouver la voie pratique, l'application intellectuelle, l'inspiration peut-être par laquelle il nous sera possible de former un système médical complet? ou bien, science d'observation, la médecine, comme quelques-uns le pensent, ne pouvant espérer de posséder un jour une loi semblable à celle à laquelle on a soumis les sciences exactes, ne doit-elle prétendre qu'aux inductions et aux analogies, tirées des faits physiologiques et pathologiques, de telle sorte que la science du médecin ne se composerait que de ce qu'il aurait appris par la lecture, en quelque sorte passive, des auteurs, depuis *Hippocrate* jusqu'à nous, et surtout parce qu'il aurait vu et étudié par lui-même sur l'homme sain ou malade, ou sur le cadavre?

Il n'est pas difficile de sentir que cette méthode ne serait ni la plus avantageuse ni la plus facile; et d'abord, en supposant qu'on parvienne à connaître les principaux traités de médecine, il sera toujours nécessaire de ne pas admettre indistinctement les opinions les plus opposées. Il faudra, dans cette immensité de faits et de réflexions, faire un triage, un choix, et c'est là chose peu facile. Ainsi, dans ce pêle-mêle de doctrines et d'opinions circonscrites et stériles, fausses et sans liens, qui caractérisent l'enseignement contemporain, où trouver deux idées qui puissent aller ensemble, faire trois pas côte à côte l'une de l'autre sans se heurter, sans se battre? Les opinions sur les phénomènes normaux et anormaux de l'organisation humaine, y sont si diverses, si contradictoires, que c'est à ne plus pouvoir bien souvent distinguer ce qui est vrai de ce qui est faux, ce qui est bon de ce qui est mauvais. N'est-il pas bien à désirer que nous ayons pardevers nous quelque grande idée, quelque idée supérieure d'ordre, qui puisse nous servir de touche pour éprouver toutes ces contradictions, de fil conducteur qui puisse nous guider dans ce labyrinthe? Dans ce conflit continuel d'idées incohérentes, sans solidarité, d'opinions qui se nient les unes les autres, avec moins de violence que par le passé, parce qu'il y a moins de conviction, combien d'intelligences s'usent et perdent plus ou moins les précieuses qualités de leur nature! Enfin, pour les esprits qui sentent encore le besoin de croire à quelque chose, c'est un véritable supplice que d'être balloté ainsi, dans cette mêlée d'idées individuelles, d'idées exclusives et inconciliables. C'est justement pour abréger l'étude de la science, pour suppléer à ce que l'expérience personnelle a nécessairement d'incomplet, à ce que le jugement individuel a trop souvent d'incertain, que les théories ont été formulées. A défaut de la vérité absolue, qui sera peut-être toujours voilée pour l'homme, qui a pour ainsi dire quelque chose d'incompatible avec les conditions de l'humanité, la théorie la moins imparfaite, est celle qui abrège et facilite le plus l'étude, la connaissance et le bon emploi de l'ordre de faits, auxquels elle s'applique. Aussi le *dogmatisme* aura-t-il toujours, et avec raison, plus de pouvoir sur l'esprit des médecins, que l'*empirisme*. Car *Hippocrate, Galien, Arétée* ont fait faire de plus grands progrès à la science que *Acron, Sérapion, Hérophile*, etc.

Dans ce siècle, nous vivons vite, les choses d'intelligence durent peu et les systèmes en particulier ont promptement fait leur temps. En quelques années on a vu la doctrine de l'irritation renverser complètement les anciennes doctrines médicales et briller un moment sur leurs débris, avec éclat et sans rivale. Maintenant cette doctrine, battue en brèche de tous côtés, s'écroule à son tour, et la génération médicale actuelle, à la voix de ses chefs, prend part à la réaction humorale, qui, comme toutes les réactions, dépassera à coup sûr son but sans l'atteindre; car beaucoup, par un aveuglement qu'on ne saurait trop déplorer, critiquent pour critiquer, détruisent pour détruire, ce qui est toujours plus facile que de construire. La plupart des adversaires de *Broussais* ont rejeté le système et admis presqu'en entier la conséquence. Mais comme le système qui reliait tous les matériaux, mis en œuvre par l'auteur, n'a pas été malheureusement remplacé, et qu'ainsi l'on n'a pas agi comme dans les sciences exactes, où l'on ne détruit jamais une théorie, une hypothèse, sans la remplacer par une autre que l'on croit meilleure, on a gratuitement ébranlé l'édifice en le sapant par la base : on a détruit, particulièrement en pathologie, sans compensation positive, l'unité qui faisait la supériorité et la force de la doctrine de l'irritation, qui, en définitive, apportait de la simplicité, de la clarté, de la facilité, sinon une certitude absolue, dans l'étude et le traitement des maladies. Si l'hypothèse de l'irritation, qui servait à l'explication des faits, paraissait fausse ou même seulement incomplète, qu'à cela ne tînt, ceux qui la trouvaient telle et qui ont contribué à la renverser, étaient tenus de nous donner une formule plus large, plus complète, qui satisfît également aux faits que l'irritation expliquait, et aux faits qui lui résistaient. La connaissance du cœur humain peut seule révéler le secret de si funestes contradictions ; car on ne doit finalement voir dans cette Méduse appelée *irritation*, qu'un mot, qu'une fiction, une cause première inaccessible à l'intelligence, enfin, une idée abstraite, comme l'avoue *Broussais.* On ne doit pas à la rigueur plus tenir à ce mot, que les physiciens ne tiennent, dans l'étude de la lumière, à l'hypothèse de l'émission ou à celle de l'ondulation.

Si dans l'état de la science, privée qu'elle est d'une loi *newtonienne*, on doit préférer l'hypothèse à l'aide de laquelle on recueille, on classe et on explique le mieux les faits, on ne peut cependant s'arrêter, même dans l'attente d'une théorie définitive, qu'à une conception large, unique, satisfaisante pour l'époque, qui s'applique à tous les faits, quels qu'ils soient, pourvu qu'ils existent, et non à des bribes de systèmes, des fragments de doctrines, des lambeaux de méthodes, le tout sans portée, sans signification aucune, qu'on est obligé de rajuster tant bien que mal à chaque affection, à chaque malade comme font nos modernes éclectiques.

Si créer pour chaque ordre de lésions une explication théorique différente exige de l'érudition, de l'expérience et surtout de l'esprit d'invention, ce n'est pas à coup sûr faire quelque chose d'utile, d'élevé, de durable. Si l'irritation ne satisfait pas à tous les faits, si même plusieurs lui résistent, il faut avouer aussi qu'elle est préférable à toutes les hypothèses produites jusqu'à ce jour, parce qu'elle repose sur une masse plus considérable de vérités.

Pour compléter notre pensée sur ce sujet important, remontons du *solidisme,* dont la doctrine de l'irritation est l'expression la plus récente, à *l'humorisme,* vers lequel on semble vouloir retourner, parce que le solidisme ne peut tout expliquer.

Bien que l'ancienne doctrine humorale soit aussi incomplète que suranée, il n'est pas moins de toute justice de reconnaître que, dans son temps, elle a été aussi bonne, aussi *vraie,* pour ainsi dire, qu'une doctrine pouvait l'être, puisqu'elle renfermait et expliquait, mieux que tout autre, les faits physiologiques et pathologiques connus alors qu'elle florissait. Elle a été longtemps supérieure, conséquemment préférable aux autres doctrines, parce qu'elle contenait une plus grande masse de vérités absolues et relatives; et même on pourrait ajouter qu'il est plus regrettable que pour beaucoup d'autres, qu'elle ne soit plus l'expression exacte des faits qui composent la science; car elle est séduisante, logique, et touche, par plusieurs points, au monde extérieur et aux lois générales de la nature. Ainsi, par exemple, à la prédominance de chacune des quatre humeurs, les anciens faisaient, non sans quelque apparence de raison, correspondre un des âges, un des tempéraments, une des passions, une des parties de la journée, une des saisons et un des climats.

La théorie humorale a été bonne dans son temps, parceque surtout, ce qu'on ne doit pas oublier, elle a été en rapport avec la constitution médicale et les idées de la longue période où elle a régné. Maintenant elle est fausse pour nous, qui sommes plus avancés et qui vivons au milieu de circonstances esthétiques fort différentes : elle est devenue fausse encore parce qu'on a voulu la faire servir à d'extravagantes subtilités; elle est devenue ridicule, par la manie qu'ont eue les anciens de vouloir tout pénétrer, tout expliquer, alors que, dépourvus des connaissances les plus élémentaires de notre organisme, ils auraient dû être plus réservés et s'en tenir, autant que possible, à des généralités.

Quoi qu'il en soit, ce système spécieux paraissait si naturel, était si séduisant et renfermait, comparativement aux autres systèmes médicaux, un si grand nombre de vérités générales et d'observations pratiques, qu'on ne doit pas être étonné de trouver parmi ses partisans, les médecins les plus célèbres de l'antiquité, du moyen âge et du siècle dernier.

Les faits qui servent de base à la médecine, surtout à la partie qui s'occupe des maladies, ne sont pas en général d'une nature qui leur permette de se soustraire à la philosophie scholastique et au joug des sciences accessoires. Quoique les principes de la médecine soient constants, il est si difficile d'en faire l'application, qu'ils admettent, avec une facilité à peu près égale, des propositions contradictoires, et même, bien que l'économie soit invariablement composée des mêmes éléments et obéisse aux mêmes lois, les phénomènes qu'elle produit ne sont pas toujours semblables dans des circonstances en apparence identiques, et sont, de plus, susceptibles d'une variété infinie de combinaisons et par suite d'explications; ce qui est cause que, hors l'être lui-même et les faits naturels bien observés, il n'est rien de fixe, d'invariable, d'absolu en médecine, et que, par conséquent, les théories, nécessaires pour coordonner les produits de l'observation, utiles pour mettre les faits en valeur, indispensables pour soulager la mémoire et faciliter l'étude de la science, ne doivent être présentées et reçues, presque toujours, que comme des conceptions abstraites, ayant une valeur transitoire et de convention, une fixité relative au degré d'avancement des connaissances sur lesquelles elles reposent, et non comme des formules absolues, mathématiques, définitives, au moins jusqu'à présent.

Et même, dans la supposition que la médecine aurait enfin trouvé sa loi newtonienne, quelles que dussent être les conséquences d'une découverte aussi capitale, il serait encore imprudent de se flatter de voir arriver cette science à une certitude mathématique, découlant d'une théorie parfaite dans toute la rigueur du mot, et permanente pendant toute la carrière de l'espèce humaine. Il est sage de ne pas se dissimuler que, quelque consolant et doux qu'il serait de croire à la fixité et à la certitude d'une science si intimement liée au bien-être des hommes, cette fixité et cette certitude sont impossibles, car ce serait presque posséder l'attribut de la divinité. La mort est un malheur qui dérive immédiatement de la vie, un malheur auquel l'homme doit s'attendre même après la guérison. *Morieris homo, non quia ægrotas, sed quia vivis* (Sénèque).

La médecine ayant pour base les lois mobiles et difficilement appréciables de l'organisme vivant, s'est formée lentement, progressivement. Elle est, comme le fait observer *Baglivi*, non seulement fille du génie, mais aussi du temps et de la lente observation des siècles. Son héritage est grossi par ce que lui apportent les recherches, l'expérience et même le hasard. C'est faute de pouvoir apprécier cette vérité, que la foule juge de l'incertitude de la médecine, par l'instabilité des systèmes qu'elle a fait naître, et lui refuse même le titre de science, à cause de ce dernier défaut; quoique, à ce compte, la chimie, par exemple, ne serait pas encore une science dans le sens rigoureux du mot, puisque sa théorie subit des révolutions continuelles; et même quelle science contemporaine pourrait jeter la première pierre à la médecine? Où sont aujourd'hui les croyances inébranlables et les systèmes incontestés? Mais ce refus de baptême scientifique qu'infligent à la médecine nombre d'esprits forts, qui lui sont étrangers, ne doit pas être pris au sérieux ni tirer à conséquence, car on sait que ces philosophes sceptiques et transcendants, qui nient l'art médical et satirisent ceux qui le cultivent, tant qu'ils se portent bien, changent ordinairement d'opinion quand ils attendent, de ce qu'ils ont calomnié, le calme ou la souffrance, la vie ou la mort. Tel, sur ses vieux jours, on vit *Voltaire* à Ferney, après avoir eu la précaution de se réconcilier avec Dieu, par la dédicace d'une église, chercher, plein d'anxiété, à lire sur le visage impassible du docteur *Tronchin,* une de ces sentences, que la crainte de la mort lui faisait recevoir et respecter à l'égal des oracles.

Sans doute la multitude infinie des causes qui agissent sur l'homme, les modifications extrêmement diverses que les organes peuvent imprimer aux phénomènes vitaux, doivent produire un nombre incalculable de combinaisons pathologiques. Aussi le moins répandu des praticiens rencontre-t-il parfois, dans le cercle étroit de ses observations, des cas plus ou moins nouveaux. Mais, comme précisément en médecine, le champ des observations est infini et de nature à n'être pour ainsi dire jamais entièrement exploré, et que cependant, quels que soient le nombre et la variété prodigieuse des faits connus ou à connaître, il existe néanmoins entre ces faits des identités et des oppositions, des analogies et des dissemblances, qui permettent de les classer, de les rattacher à un certain nombre de groupes, il s'ensuit que les faits connus, bien constatés et bien appréciés, sont assez considérables pour représenter la matière qui constitue la médecine, et doivent être par conséquent suffisants pour servir de base à la loi vitale et à la théorie propre à commenter et à expliquer cette loi. Quoique cette loi et cette théorie soient encore à trouver, il est cependant positif qu'on a recueilli aujourd'hui assez d'observations pour saisir l'enchaînement des phénomènes de l'organisation vitale, en santé comme en maladie, que cette abondance de matériaux doit permettre d'établir maintenant un système médical complet ou du moins satisfaisant : qu'une accumulation plus grande de faits nouveaux encombrera la science sans l'enrichir, et augmentera la confusion qui règne déjà dans cette masse informe si déplorablement grossie chaque jour par l'empirisme. Car c'est l'erreur de grand nombre d'hommes pratiques et de bonne foi, de croire beaucoup faire pour la science en publiant des observations, dont le moindre défaut est d'être incohérentes ou incomplètes, et de prouver si peu de chose, que les écrivains haut placés s'en abstiennent maintenant dans leurs livres, et qu'enfin les lecteurs les plus consciencieux et les plus intrépides se donnent rarement la peine de les lire. Au reste, comme le fait observer *Broussais*, nous ne manquerons jamais de collecteurs d'observations, c'est le travail brut de la science : c'est au génie, toujours très-rare, qu'est réservée la gloire de faire servir les observations aux progrès de la science, les collecteurs ne font que l'encombrer. Que nous apprennent, en effet, ces innombrables observations que l'on ne cesse de publier? qu'ajoutent-elles à ce que nous ont légué les siècles passés? Mais aussi comment veut-on que tous ces travaux, faits dans l'isolement et en l'absence d'une idée d'unité, puissent cimenter l'édifice de la science? Il est autrement utile et urgent de mettre en ordre ces matériaux, d'apporter la lumière dans ce chaos, de vivifier ces faits en les rattachant à un petit nombre des lois systématiquement et harmoniquement reliées autour d'une unique formule, unique comme le tout auquel elle s'applique.

L'histoire de la médecine semblerait faire penser que plusieurs fois celle-ci a été sur le point d'atteindre à ce résultat si désirable ; ou du moins à chaque doctrine généralement adoptée, on a cru avoir saisi la vraie théorie médicale, reposant sur une base inébranlable. En effet, combien d'écrivains, et même parmi ceux dont les noms sont à peine connus, convaincus de l'excellence de leurs conceptions, ont déclaré, soit comme *Stalh,* que leur théorie est la seule vraie, la seule qui puisse tranquilliser la conscience d'un médecin, soit comme *Hannemann,* qu'eux seuls connaissent la vraie médecine, et que l'on doit préférer leur simple parole à l'expérience des siècles passés ; ou bien comme *Broussais,* que la médecine suit enfin la seule route qui puisse la conduire à la vérité, etc. Ainsi chaque fois la médecine a été empêchée d'arriver au but désiré, tantôt par le triomphe momentané d'idées d'un ordre secondaire, d'autres fois par la recherche de faits exceptionnels et d'une importance exagérée ; ou bien par l'établissement de théories spécieuses et incomplètes, qui ont eu pour moindre inconvénient de fourvoyer les meilleurs esprits, et d'interrompre le fil de l'enchaînement des progrès. La faute en est aussi à beaucoup de physiologistes, qui, croyant qu'il y avait nécessité d'expliquer tous les phénomènes de la vie, toutes les fonctions des organes, ont préféré créer une multitude de systèmes et de suppositions particulières, pour chaque ordre de faits, plutôt que d'avouer notre ignorance ou notre impuissance. Il est toujours dangereux de donner à un ordre de faits quelconque une solution particulière, parce qu'il est fort rare que cette solution soit vraie, ou que, quand elle paraît telle, elle se renferme exactement dans le cercle isolé où on a voulu d'abord la placer; car, dès qu'un principe est admis et que l'on commence à le mettre en pratique dans l'une quelconque des parties de la médecine, il s'étend peu à peu à la science tout entière, et avec d'autant plus de rapidité, qu'il satisfait plus parfaitement aux exigences du temps.

On peut donc poser comme première condition d'une étude régulière de la science de l'homme, l'analyse complète et la classification de toutes les parties constituantes de la médecine. Sans ce travail préparatoire, il ne peut y avoir qu'incertitude et empirisme. En omettant cette analyse préalable, on s'expose à prendre les faits primordiaux pour des faits secondaires, et à regarder comme capitales des questions partielles subordonnées à des problèmes plus généraux, qui pourraient avoir été laissés dans l'oubli. C'est pour avoir négligé de suivre ce procédé, qu'on n'est point parvenu à donner une base plus solide à la science. Le temps est venu d'introduire dans la médecine la méthode employée, avec tant de succès, dans les sciences exactes; le temps est venu aussi d'opérer l'alliance des sciences métaphysiques et physiques, non par le sacrifice systématique des unes aux autres, mais par l'unité de leur méthode appliquée à des phénomènes divers.

Cependant la tendance actuelle, bien que négative sous le rapport des croyances, a du moins cela de bon, que, positive dans ses recherches et nullement exclusive dans l'examen des doctrines, elle s'efforce, après avoir renversé les systèmes divers, de les dépouiller des vérités générales sur lesquelles chacun d'eux s'appuie. Mais comme on ne vit pas de négations et d'avortements, maintenant le besoin, comme la difficulté, consiste à dégager de cette confusion et de cette anarchie l'idée qui doit dominer dans l'avenir. Il est évident que les hommes supérieurs, haut placés dans la science et dans l'enseignement, doivent avoir pour but de constituer l'unité systématique. C'est là une œuvre d'une immense difficulté, nous le savons, mais c'est le besoin de la science, et ce qui est un besoin réel, n'est jamais impossible. La nécessité d'aujourd'hui peut être réalité demain. C'est à l'intelligence des chefs d'école, de servir ces tendances et de les aider dans la conquête du but qu'elles se proposent. La *Constitution de l'unité en médecine*, telle est donc la question qui, avant tout, veut être résolue. Puisse le siècle bien comprendre que c'est vers la découverte d'une théorie vraiment philosophique, que les médecins de génie doivent diriger leurs efforts. C'est aux maîtres de l'art à élever ce sublime monument avec les matériaux que leur ont amassés sans interruption, depuis plus de trente siècles, de nombreux et patients ouvriers. C'est à eux à débrouiller ce chaos, à mettre de l'harmonie dans cette Babel; c'est à eux, en un mot, à créer la médecine scientifique.

Mais qui donc nous arrachera à cette déplorable anarchie dans laquelle se débattent toutes les doctrines médicales? Il n'est besoin ni de beaucoup de réflexion, ni d'une grande supériorité intellectuelle pour comprendre que la puissance capable de produire un tel résultat, ne peut être trouvée que dans le domaine des idées. Si cette anarchie était le fruit direct de la nature des hommes, il faudrait perdre tout espoir de pouvoir y remédier; mais telle n'est pas sa cause : des conditions particulières, dont l'existence est essentiellement subordonnée à l'action créatrice des hommes, ont seules amené cette extrême division, qui se manifeste d'une manière tranchée dans l'ordre des discussions médicales. Que ces conditions soient changées, et la vérité, plus facile à distinguer, ralliera les intelligences que l'erreur met en lutte les unes contre les autres. Mais les conditions nouvelles à substituer aux conditions présentes, où sont-elles? Qui les trouvera? L'intelligence? Oui, l'intelligence peut trouver, dans le domaine des faits ouverts devant elle, l'idée, le système qui comprend toutes les doctrines, toutes les théories existantes, et qui peut opérer la satisfaction de toutes les opinions médicales, par le ralliement des faits et des différents systèmes dont se compose toute la science.

Là est tout l'avenir de la médecine. Le savant *Ch. Bonnet* signalait cet horizon nouveau, lorsqu'il proclamait cette vérité consolante, que « si nous avions une théorie parfaite, notre art le serait aussi », et faisait ainsi justice de cette absurdité accréditée comme un axiôme de la sagesse que *ce qui est vrai en théorie, peut se trouver faux en pratique*; car cela est impossible : si une théorie produit de mauvais résultats, c'est qu'elle ne tient pas compte de tous les éléments de chacun des problèmes dont elle prétend donner la solution. Une théorie n'étant en définitive qu'un système de formules qui expriment des lois, et les lois n'étant que l'expression des faits : *toute théorie vraie est nécessairement vraie dans l'application.* C'est ce qu'a reconnu l'illustre *Bacon* dans la maxime suivante que nous avons adoptée pour épigraphe de cet essai :

> **Ce que la méditation nous révèle comme cause, cela doit être pris pour règle dans la pratique.**
>
> (*Quod, in contemplatione, instar causæ est; id in operatione, instar regulæ est.*)

FIN.

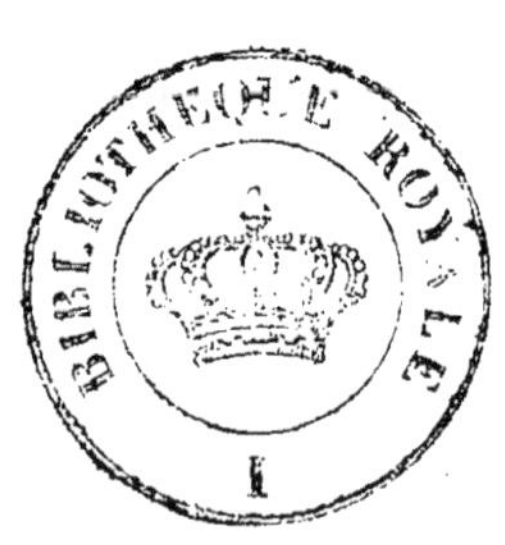

www.ingramcontent.com/pod-product-compliance
Ingram Content Group UK Ltd.
Pitfield, Milton Keynes, MK11 3LW, UK
UKHW020317220726
13923UKWH00003B/1213